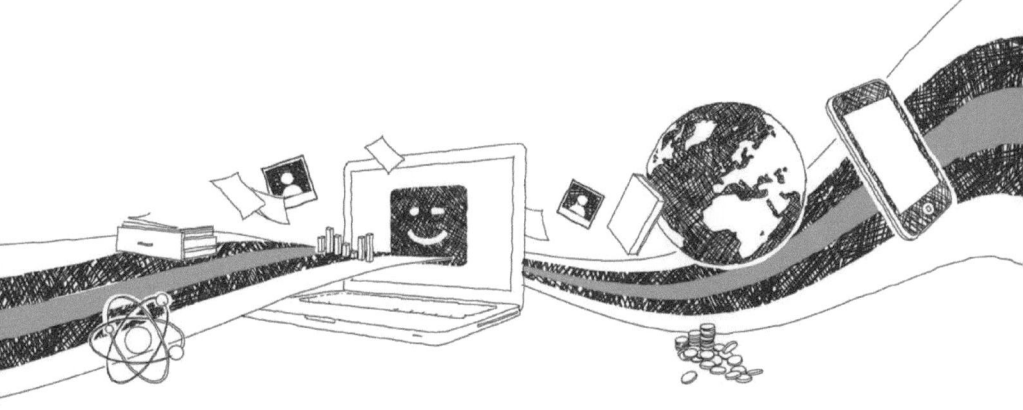
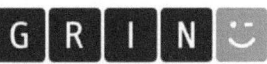

Bibliografische Information der Deutschen Nationalbibliothek:

Die Deutsche Bibliothek verzeichnet diese Publikation in der Deutschen National-
bibliografie; detaillierte bibliografische Daten sind im Internet über http://dnb.d-
nb.de/ abrufbar.

Impressum:

Copyright © 2018 GRIN Verlag
Druck und Bindung: Books on Demand GmbH, Norderstedt Germany
ISBN: 9783668858916

Anonym

Das deutsche Gesundheitssystem. Ist die Bürgerversicherung im Sinne Gutmanns eine gerechte Alternative zum derzeitigen System?

GRIN Verlag

Das deutsche Gesundheitssystem:
Inwiefern ist die Bürgerversicherung im Sinne Gutmanns eine
gerechte Alternative zum derzeitigen System?

Inhalt

1. Einleitung 2

2. Theoretischer Bezugsrahmen 3

3. Das deutsche System der Krankenversicherung 6

3.1. Problemfelder und Herausforderungen 8

3.2. Beurteilung des Systems nach Gutmann 12

4. Die Bürgerversicherung 14

4.1. Definition und Zielsetzung 14

4.1.1. Die Bürgerversicherung im Sinne der SPD 14

4.1.2. Die Bürgerversicherung im Sinne des Bündnis 90 / Die Grünen 16

4.1.3. Die Bürgerversicherung im Sinne der Links-Partei 18

4.2. Beurteilung der Parteiprogramme nach Gutmann 19

5. Gegenüberstellung: Bürgerversicherung vs. deutsches Versicherungssystem ... 21

6. Ausblick 22

Literaturverzeichnis 23

1. Einleitung

„Eine Bürgerversicherung für alle" (SPD 2017: 40), das fordert die SPD in ihrem Regierungsprogramm von 2017. Damit ist die Debatte um eine Reform des deutschen Krankenversicherungssystems erneut entbrannt. Das derzeitige duale System bietet eine Absicherung in der gesetzlichen oder, unter bestimmten Voraussetzungen, in der privaten Krankenkasse an. Es sieht sich in den letzten Jahren mit verschiedenen Problemfeldern konfrontiert, die zu fehlender Nachhaltigkeit, unzureichendem Wettbewerb sowie unterschiedlicher Behandlung von Versicherten führen (vgl. Krusenbaum 2017: 5), sodass beispielsweise Porter und Guth das Gesundheitswesen als „nicht mehr zukunftsfähig" (ebd. 2012: 10) einstufen. Um die Leistungsfähigkeit des Systems zu erhalten, wurden in den vergangenen Jahren bereits verschiedene Gesundheitsreformen, wie beispielsweise die Einführung des Gesundheitsfonds 2009 und damit verbunden die Reform des Risikostrukturausgleichs, durchgesetzt (vgl. Rosenbrock / Gerlinger 2014: 135). Trotzdem wirft sich die Frage auf, ob eine Aufrechterhaltung des zweigliedrigen Systems sinnvoll ist oder ein alternatives Konzept Abhilfe schaffen kann. Die Idee der Bürgerversicherung obliegt nicht nur, wie oben vorgestellt, der SPD und existiert bereits seit Jahren. Dass sie immer wieder Befürwortung erfährt, spricht für den Wunsch nach einem Einheitssystem in Deutschland.

Um das Für und Wider einer Bürgerversicherung abwägen zu können, orientiert sich die vorliegende Arbeit an Amy Gutmanns Prinzip des egalitären Zugangs (1981). Ziel dieser Arbeit ist, anhand dieses Prinzips normative Bewertungskriterien abzuleiten und diese im Hinblick auf das deutsche Krankenversicherungssystem und das Konzept der Bürgerversicherung zu prüfen, um letztlich beurteilen zu können, inwieweit die Bürgerversicherung im Sinne Gutmanns eine gerechte Alternative gegenüber dem aktuellen deutschen Gesundheitssystem darstellt.

Hierfür soll zunächst Gutmanns Prinzip des egalitären Zugangs vorgestellt und dementsprechend Bewertungskriterien für ein gerechtes Gesundheitssystem entwickelt werden. Folgend wird das deutsche Krankenversicherungssystem kurz tabellarisch dargestellt, sodass anschließend Problemfelder und Herausforderungen aufgezeigt und das System mithilfe der eingeführten Bewertungskriterien analysiert werden kann. Weiterhin wird die Bürgerversicherung vorgestellt. Da es sich um ein variantenreiches

Konzept handelt, werden weiter die Begriffsauslegungen im Sinne der SPD, der Grünen und der Linkspartei erörtert und mithilfe der ausgearbeiteten Kriterien nach Gutmann analysiert. Abschließend sollen die erarbeiteten Ergebnisse aufeinander bezogen werden, um zu klären, inwieweit die Bürgerversicherung eine gerechte Alternative zum deutschen Gesundheitssystem darstellt.

2. Theoretischer Bezugsrahmen

Setzt man sich mit Gesundheitspolitik auseinander, sieht man sich in vielerlei Hinsicht mit der moralischen Frage, was gerecht ist, konfrontiert. Zur Beantwortung bietet Amy Gutmann das Prinzip des egalitären Zugangs, „principle of equal access", an (1981). Sie definiert das Prinzip wie folgt:

„The principle requires that if anyone within a society has an opportunity to receive a service or good that satisfies a health need, then everyone who shares the same type and degree of health need must be given an equally effective chance of receiving that service or good" (ebd.: 543).

Die Definition verlangt folglich eine Gleichberechtigung bezüglich der Gesundheitsversorgung für alle Bürger[1]. Es wird deutlich, dass das Prinzip keine Bevorzugung einzelner Personen und zusätzlich keinen Ausschluss von Individuen im Allgemeinen duldet. Gutmann betont hierbei, dass das Prinzip einen Bewertungsmaßstab anbietet, jedoch nicht als Systementwurf zu verstehen ist (vgl. ebd.: 542). So gibt die Definition nicht vor, welche Gesundheitsgüter und Dienstleistungen verteilt werden sollen, sondern verlangt, dass die vorhandenen Leistungen eines Staates für alle Bürger gleichermaßen zugänglich sein müssen und die Verteilung nach Bedarf erfolgt. Ziel des Prinzips stellt somit die Etablierung eines universellen Standards für die Zugangsmöglichkeiten aller dar.

Gutmann verweist folgend darauf, dass ein gleicher Zugang zu Gesundheitsleistungen und -gütern nicht gleiche Resultate in Krankheitsfällen gewährleisten kann. Sie geht jedoch davon aus, dass dieser Zugang ein Schritt in diese Richtung darstellt. Weiterhin fordert sie ein Verbot von Diskriminierung, sodass Faktoren wie Alter, Gesundheits-

---

[1] Im Folgenden wird aus Gründen der besseren Lesbarkeit ausschließlich die männliche Form benutzt. Es können dabei aber sowohl männliche als auch weibliche Personen gemeint sein.

zustand, Lebensstil aber auch Wohnort keine Rolle innerhalb der Gesundheitsversorgung spielen dürfen (vgl. ebd.: 543). Für die USA[2] schlägt Gutmann ein Ein-Klassen-System, „one-class system" (ebd.: 544), vor, dass, dem Prinzip entsprechend, eine einheitliche Gesundheitsversorgung gewährleisten würde. Sie betont jedoch, dass ein Ein-Klassen-System kein Einheitssystem, „uniform system" (ebd.), per se darstellen muss. Vielfältigkeit innerhalb des Ein-Klassen-Systems wäre ihrer Meinung nach zulässig und sogar wünschenswert, solange daraus keine unterschiedlichen Zugangsmöglichkeiten resultieren. Gegen eine Übernutzung der Dienstleistungen schlägt sie die Erhebung geringer Gebühren vor, die aber nur so hoch sein dürfen, dass sie keine Hürden für Sozialschwache darstellen (vgl. ebd.).

Zur Verteidigung ihres Prinzips und als Begründung ihrer Überlegungen grenzt Gutmann Gesundheit von anderen Gütern ab. Sie bezieht sich hierbei auf Norman Daniels (1981), der eine Grundlage zur Unterscheidung von Gütern anbietet. Hierbei stellt er heraus, dass die Befriedigung gesundheitlicher Bedürfnisse die Bedingung für Zukunftsmöglichkeiten darstellt. Demgemäß trägt ein gleicher Zugang zur Gesundheitsversorgung einen großen Teil zu mehr Chancengleichheit innerhalb einer Gesellschaft bei (vgl. Gutmann 1981: 546f). Darüber hinaus stellt Gesundheit ein besonderes Gut dar, da Krankheitsverläufe oft mit Schmerzen verbunden sind, die wiederum die Möglichkeiten des Individuums einschränken. Auch hier fungiert das Prinzip des egalitären Zugangs als Voraussetzung für die Chancengleichheit. Weiterhin bezieht sich Gutmann auf John Rawls (1971) und verlangt im Sinne seiner Gerechtigkeitstheorie gleichen Respekt, „equal respect" (Gutmann 1981: 547), für alle.

Zusätzlich fordert Gutmann ein Handelsverbot sämtlicher Gesundheitsleistungen und -güter, die über die einheitliche Gesundheitsversorgung hinausgehen. Ziel dieser Einschränkung ist, dass keine einzelnen Personen - an dieser Stelle bezieht sie sich besonders auf reiche Individuen - Gesundheitsleistungen erwerben können, die anderen ebenso Bedürftigen verwehrt bleiben (vgl. ebd.: 544f). Weiterhin begründet sie diese Entscheidung damit, dass ein zusätzlicher privater Sektor die besten Leistungsanbieter abwerben würde, sodass das beste Leistungsangebot denjenigen vorbehalten würde,

---

[2] Gutmann bezieht sich in ihren Überlegungen auf die USA. Ihre normativen Ansätze lassen sich jedoch auf andere Länder und andere Gesundheitssysteme übertragen.

die es sich leisten könnten. Je geringer das Angebot der öffentlichen Gesundheitsversorgung ausfällt, desto problematischer wäre folglich ein privater Sektor. Demnach stellt ein zusätzlicher Markt Risiken für das Prinzip des egalitären Zugangs dar und soll grundsätzlich vermieden werden. Den Umfang weiterer Restriktionen für Leistungsanbieter gibt Gutmann nicht vor. Dieser soll je nach Systemtyp und dem Maß an öffentlich gestellten Leistungen variieren (vgl. ebd.: 552).

Für den Staat sieht Gutmann eine regulierende Rolle vor. Die zentrale Aufgabe stellt hierbei die Regulierung von Verteilung und Nutzung essentieller Gesundheitsversorgungsgüter- sowie Dienstleistungen dar. Somit muss der Staat nicht zwangsläufig medizinische Güter und Dienstleistungen stellen, da er im Vergleich zu privaten Parteien ein weniger effizienter Anbieter sein könnte (vgl. ebd.: 553f).

Um finanziell gleiche Zugangsmöglichkeiten für alle gewährleisten zu können, sollen nach Gutmann Steuermittel verwendet werden. Sie sieht diese Maßnahme als notwendig an, um insbesondere den Sozialschwachen einen Zugang zu gesundheitlicher Versorgung zu ermöglichen. Gutmann geht hierbei davon aus, dass die Restriktion durch eine Besteuerung eine allgemeine Zustimmung[3] und somit Legitimation erfährt. Bedingung hierfür stellt ein hohes Bewusstsein der Bürger für die Verbesserung von Lebenschancen vieler dar (vgl. ebd.: 552).

Da das Prinzip des egalitären Zugangs nur einen Bewertungsmaßstab anbietet, braucht es einen legitimierten und fairen Prozess, der den Leistungsumfang eines Staates bestimmt. Gutmann fordert hierfür eine Bürgerbeteiligung, die in ihrer Funktion zu einer demokratischen Entscheidungsfindung, „democratic decision making" (ebd.: 557), beiträgt. Ziel der Forderung ist, dass durch die Bürger das Maß an Leistungen bestimmt und die genaue Ausgestaltung des Gesundheitssystems definiert wird. Sie erhofft sich von einer Beteiligung der Bürger eine gemeinsame Bindung an die getroffenen Entscheidungen. Zudem sollen Bürger nicht nur Vorteile beanspruchen können, sondern sich auch mit Konsequenzen, die aus gemeinsamen Entscheidungen resultie-

---

[3] Hierbei wirft sich die Frage auf, ob die Besteuerung tatsächlich eine mehrheitliche Zustimmung erfahren würde.

ren, konfrontieren. Zusätzlich spiegelt das Ergebnis wider, in welchem Maß die Gesundheitsversorgung von der Mehrheit gewünscht ist und führt wiederum zur Legitimation (vgl. ebd.: 558).

Zusammenfassend können folgende Bewertungskriterien für ein gerechtes Gesundheitsversorgungssystem im Sinne Gutmanns abgeleitet werden:

Der Staat gewährleistet eine einheitliche Gesundheitsversorgung, zu der jeder Bürger den gleichen Zugang einfordern kann. Weiter wird das Ein-Klassen-System durch Steuereinnahmen finanziert. Sämtliche diskriminierende Faktoren, die Bevorzugung Einzelner und die Exklusion von Individuen sind verboten. Gebühren dürfen erhoben werden, solange sie für Niemanden Hürden darstellen. An der genauen Ausgestaltung des Leistungskatalogs werden Bürger beteiligt. Ein privater Sektor ist verboten, sodass ein Handelsverbot für alle Güter besteht, die nicht im öffentlichen Sektor angeboten werden.

Im folgenden Kapitel wird nun das in Deutschland existierende Krankenversorgungssystem vorgestellt.

3. Das deutsche System der Krankenversicherung

Das deutsche Krankenversicherungssystem besteht aus einem zweigliedrigen System, das sich in die gesetzliche Krankenversicherung (GKV) und die private Krankenversicherung (PKV) aufteilt (vgl. Rosenbrock / Gerlinger 2012: 99). Die GKV ist Bestandteil des deutschen Sozialversicherungssystems und hat die Absicherung in Krankheitsfällen sowie die Erhaltung, Wiederherstellung oder Besserung der Gesundheit ihrer Versicherten zum Ziel (vgl. § 1 SGB V; BMJV 2018). Parallel existiert in Deutschland die PKV. Es handelt sich hierbei um privatwirtschaftliche Unternehmen, die die Absicherung im Krankheitsfall anbieten. Beide werden im Folgenden genauer dargestellt.

	GKV	PKV
Organisation	• Gesetzgebung von Bund und Ländern	• Vertrags-, Versicherungsrecht
	• Träger sind die Krankenkassen (KK), die als Körperschaften öffentlichen Rechts existieren (vgl. § 4 SGB V)	• Unternehmen
		• Unternehmensrecht
		• Gebührenordnung (GOÄ)

	• Demokratische Selbstverwaltung: - Organe: a) Verwaltungsrat (vgl. § 217b SGB V) b) Vorstand (vgl. § 217b SGB V) • Kollektivvertragsprinzip - zwischen KK und Leistungsanbietern bsp. Vergütung • Kontrahierungszwang - Verpflichtung unabhängig diskriminierender Faktoren Neumitglieder aufzunehmen	• Risikoselektion • Kontrahierungszwang - Seit 2009 GKV-WSG - Basistarif (entspricht Leistungsumfang der GKV)
Mitglieder	• Pflichtversicherung (vgl. § 5 ff. SGB V) • Familienversicherung (vgl. § 10 SGB V) • Freiwillige Versicherung (vgl. § 9 SGB V)	• Freiwillige Versicherung
Leistungen	• Alle Versicherten haben grundsätzlich den gleichen Leistungsanspruch, der sich an folgenden Kriterien orientiert: • Sachleistungsprinzip: - In Naturalien, kein Kostenaufwand - keine direkte finanzielle Beziehung zwischen Leistungsanbietern und Leistungsbeziehern • Bedarfsprinzip • Wirtschaftlichkeitsgebot (vgl. § 2; § 12 SGB V) • Gemeinsamer Bundesausschuss (G-BA) setzt fest, welche Leistungen erstattet werden	• Vertragsabhängig - Individuell geregelt - Teilversicherungen • Kostenerstattungsprinzip - Gegenmodell des Sachleistungsprinzips - Leistungsbezieher treten in Vorkasse

Finanzierung	• Hauptsächlich durch Versicherungs-
	beiträge finanziert
	  - Einkommensabhängige Bei-
	    tragsbemessung (als alleinige
	    Bezugsgröße)
	  - Beitragsbemessungsgrenze
	  - Kostendeckungsprinzip
	• Umlageprinzip
	  - Individuelle Beiträge werden un-
	    mittelbar auf Leistungen umge-
	    legt
	  - Lohn-Nebenkostenargument
	• Solidarprinzip
	  - Einkommensumverteilung (arm-
	    reich)
	  - Familienlastenausgleich (kinder-
	    reich- kinderlose Familien)
	  - Generationenausgleich (alt-jung)
	  - Risikoausgleich (krank-gesund)
		• Beitragsbemessung abhän-
		gig von Alter, Gesund-
		heitszustand und Beruf
		• Anwartschaftsdeckungs-
		verfahren

3.1. Problemfelder und Herausforderungen

Deutschland investierte 2016 11,3 Prozent seines Bruttoinlandsprodukts (BIP) und somit 356.537 Mio.€ in sein Gesundheitswesen (vgl. GBE-Bund 2018). Dieser prozen-
tuale Anteil sowie die absoluten Gesundheitsausgaben steigen in den letzten Jahren
kontinuierlich an (siehe Abb. 1).

Abb. 1: Gesundheitsausgaben in Deutschland als Anteil am BIP und in Mio. €

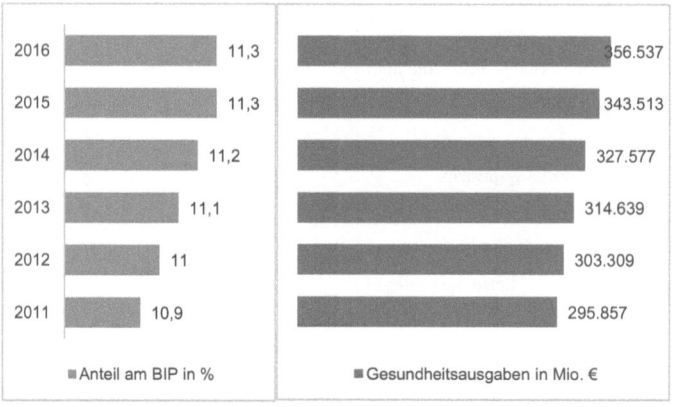

Quelle: Eigene Darstellung basierend auf Daten des GBA-Bund 2018.

Trotz dieser hohen Investitionen sieht sich das deutsche Gesundheitssystem mit verschiedenen Problemfeldern und Herausforderungen konfrontiert. Hierzu zählt insbesondere die immer größer werdende Diskrepanz zwischen Einnahmen und Ausgaben. Die Ausgabenseite wird durch überproportionale und stetig steigende Kosten im Gesundheitswesen verursacht. Gründe hierfür stellen der medizinisch-technische Fortschritt, die „erhöhte Anspruchshaltung auf Seiten der Konsumenten [sowie die] angebotsinduzierte Nachfrage auf der Anbieterseite" (Porter / Guth 2012: 8) und die damit verbundenen Ausgaben dar.

Zudem birgt der demografische Wandel eine Problematik für das Gesundheitssystem. Der kontinuierliche Anstieg älterer Menschen ist an eine wachsende Nachfrage nach Gesundheitsleistungen gekoppelt und stellt das gesetzliche System vor eine enorme Herausforderung. So bedeutet die Veränderung der Altersstruktur in Deutschland weniger arbeitende Erwachsene und mehr Rentner, sodass die KK mehr Ausgaben bei gleichzeitig weniger Einnahmen verzeichnen müssen (vgl. Porter / Guth 2012: 11f; Krusenbaum 2017: 12). Als Konsequenz führt dieses Missverhältnis zu hohen Beitragssätzen, die schneller angestiegen sind als die Gesamtausgaben der KK gemessen in Prozent des BIP (siehe Abb. 2).

Abb. 2: Entwicklung der GKV-Gesamtausgaben und des durchschnittlichen GKV-Beitragssatzes (1950–2005)

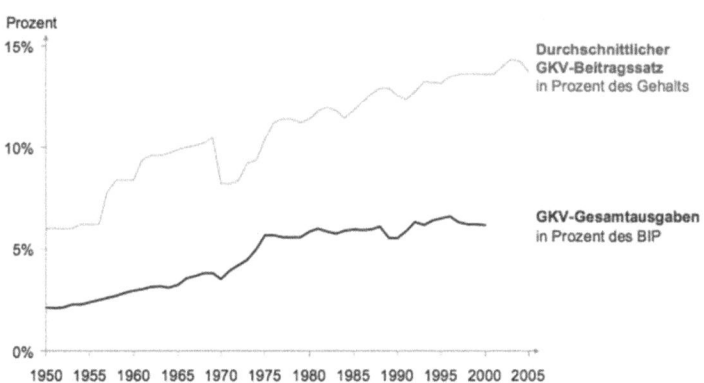

Quelle: Porter / Guth 2012: 11.

Die Finanzierung des GKV-Systems hängt von dem Anteil der Beschäftigten sowie von dem durchschnittlichen Gehaltsniveau in Deutschland ab. Folgerichtig bedeuten ein höherer Anteil an arbeitenden Bürgern und höhere Löhne mehr Einnahmen für die KK. Als Resultat des demografischen Wandels schwindet folglich die Trag- und Leistungsfähigkeit der GKV, während Beiträge stetig steigen (vgl. Porter / Guth 2012: 11f; Rosenbrock / Gerlinger 2014: 268f; Krusenbaum 2017: 5).

Dem Einnahmeproblem der GKV steht die PKV mit ihrem Kapitaldeckungsverfahren gegenüber. Innerhalb der PKV ergeben sich jedoch auch Schwierigkeiten, wenn es darum geht, die Prämien der Versicherten konstant zu halten. So bedeutet der demografische Wandel auch für die PKV steigende Ausgaben, die durch die dafür vorgesehenen Altersrückstellungen nur teilweise gedeckt werden können. Als Konsequenz steigen auch in der PKV die Prämien, da ihre Berechnung Faktoren, wie die Verschiebung der Altersstruktur und die somit steigende Lebenserwartung der Versicherten als auch die steigenden Kosten durch medizinisch-technische Fortschritte, vernachlässigt. Die PKV sieht sich dementsprechend mit steigenden Prämien und Ausgabenproblemen konfrontiert. Weiterhin ist es für Versicherte nicht lukrativ innerhalb der PKV zu einem anderen Anbieter zu wechseln, da jeder Eintritt mit einer Bemessung des Alters zusammenhängt und bereits zurückgelegte Ressourcen verloren gehen, sodass ein mangelhafter Wettbewerb zwischen den privaten Anbietern die Folge ist (vgl. Krunsenbaum 2017: 12ff).

Zusätzlich führen die heterogenen Bedingungen von GKV und PKV zu einem ungleichen Wettbewerb untereinander. Insbesondere die differenzierte Organisation und Finanzierung aber auch Restriktionen bezüglich des Wechsels von Versicherten lassen nur einen geringen Anteil der Bevölkerung eine tatsächliche Wahlfreiheit zwischen beiden Versicherungstypen. Dementsprechend kann von einem deutlich eigeschränkten Wettbewerb ausgegangen werden (vgl. ebd.: 14).

Die Dichotomie des deutschen Gesundheitssystems bedingt zusätzliche Probleme bezüglich ungleicher Behandlung von Versicherten und dem Solidarprinzip. Die Existenz der PKV gestattet es Besserverdienenden und bestimmten Personengruppen sich dem Solidarausgleich zu entziehen. Dem gegenüber steht die GKV, deren Mitglieder im Vergleich zu Privatversicherten ein geringeres Einkommen und einen durchschnittlich höheren Behandlungsbedarf haben. Zudem bietet die GKV kinderreichen Familien und chronisch Kranken mehr Anreize für eine Mitgliedschaft, sodass sich diese, vorausgesetzt sie haben die Wahlmöglichkeit, in der Regel gesetzlich versichern. Indem die Gesünderen und Besserverdienenden in die PKV wechseln und die übrigen in der GKV verbleiben, leidet das Solidarprinzip und die finanziellen Umlagemöglichkeiten der GKV (vgl. Gerlinger/ Burkhardt 2018).

Weiter werden Privatversicherte von Leistungsanbietern bevorzugt. Grund hierfür sind höhere Vergütungssätze bei identischer Leistung. Dieser Umstand führt letztlich zu der Etablierung einer, umgangssprachlich geläufigen, „Zwei-Klassen-Medizin" (FAZ 2018; ZDF 2018; Handelsblatt 2018), die sich in zeitnäheren Terminen und aufwändigeren Behandlungen für Privatpatienten äußert. Obwohl Privatversicherte häufig geringere Beiträge bezahlen, erhalten sie eine bevorzugte Behandlung gegenüber den GKV-Mitgliedern (vgl. Porter / Guth 2012: 13; Krusenbaum 2017: 12; Gerlinger / Burkhardt 2018).

Weiterhin bestehen erhebliche Unterschiede in der Verteilung von Ärzten, die durch die Bedarfsplanung geregelt wird. Hierbei offenbart sich ein Stadt-Land-Gefälle, das Versorgungsunterschiede zwischen ländlichen und städtischen Regionen hervorbringt. So sind mehr als 30 Prozent der Arztsitze in Großstädten angesiedelt, obwohl nur 25 Prozent der deutschen Bevölkerung dort lebt (vgl. Etgeton 2015: 4f). Hinzu kommt, dass die Verhältniszahl von Leistungsanbietern und -empfängern zwischen Großstadt und Land stark voneinander abweicht. So müssen Fachärzte in ländlichen Regionen deutlich mehr Leistungsempfänger versorgen als jene in Städten (siehe Abb. 3).

Abb. 3: Verhältniszahlen bei Fachärzten

Arztgruppe	Großstadt *	Ländlicher Raum*	Abweichung
Augenärzte	1:13.399	1:20.664	+54%
Frauenärzte	1:3.733	1:6.042	+62%
HNO-Ärzte	1:17.675	1:31.768	+80%
Kinderärzte	1:2.405	1:3.859	+60%
Nervenärzte	1:13.745	1:31.183	+127%
Orthopäden	1:14.101	1:23.813	+69%
Psychotherapeuten	1:3.079	1:5.953	+93%
Urologen	1:28.476	1:47.189	+66%

Quelle: Etgeton 2015: 3.

Nachdem nun die Problemfelder und Herausforderungen der GKV und PKV herausgearbeitet werden konnten, wird folgend das deutsche Gesundheitssystem anhand von Gutmanns Kriterien bewertet.

3.2. Beurteilung des Systems nach Gutmann

Im Rahmen dieses Kapitels werden zuerst die Aspekte des deutschen Krankenversicherungssystems aufgeführt, die im Sinne von Gutmann auf Zustimmung treffen würden. Hierbei würde die GKV punkten können, da sie erstens diskriminierende Aspekte, wie Alter, Gesundheitszustand und Beruf exkludiert. Zweitens haben alle Versicherten der GKV grundsätzlich den gleichen Leistungsanspruch, der sich wiederum am Bedarfsprinzip orientiert. Dieser Punkt stimmt mit dem Prinzip des egalitären Zugangs exakt überein. Weiterhin könnte die allgemeine Versicherungspflicht, die seit 2009 nach § 193 SGB V gilt, positiv bewertet werden, da sie alle in Deutschland wohnhaften Bürger inkludiert. Dementsprechend verhält sich der Kontrahierungszwang der GKV und seit 2009 auch der PKV, der die Aufnahme aller gewährleistet. In diesem Falle agiert der Staat als regulierende Instanz, der mithilfe von Gesetzen den Kontrahierungszwang bewirkt hat und somit Gutmanns Vorstellung von einem regulierenden Staat entspricht.

Dem gegenüber steht die Kritik, die sich im Sinne Gutmanns am aktuellen System feststellen lässt. So ist die Basis des deutschen Krankenversicherungssystems ein zweigliedriges und nicht, wie von Gutmann gefordert, ein Ein-Klassen-System, das eine einheitliche Gesundheitsversorgung gewährleistet. Gegen dieses duale System spricht erstens „the value of equal respect" (Gutmann 1981: 548), der mit dem Prinzip des egalitären Zugangs einhergeht. Zweitens mündet ein duales System nach Gutmann in einer ungerechten Verteilung bezüglich der Qualität und Quantität von Gesundheits-versorgung, da sich die Verteilung in einem solchen System nach Wohlstand und nicht nach Bedarf richtet (vgl. ebd.: 558). Zusätzlich entspricht die Finanzierung durch Bei-tragsmittel nicht ihrer Vorstellung, in der das Gesundheitssystem durch eine Besteue-rung finanziell getragen würde.

Obwohl die PKV als Kollektiv von privaten Unternehmen einen privaten Sektor dar-stellen und somit nach Gutmann per se verboten wäre, werden folgend einzelne Kri-tikpunkte an der PKV aufgezeigt. So stellt sie eine exklusive Versicherung dar, die mit dem Ausschluss von Individuen einhergeht. Zudem werden in der PKV diskrimini-rende Faktoren einbezogen (vgl. ebd.: 545). Weiter findet allgemein eine Bevorzugung von Privatversicherten im Praxisalltag statt. Im Kontrast hierzu stehen längere Warte-zeiten für gesetzlich Versicherte, die nach Gutmann als Diskriminierung zu werten sind (vgl. ebd.: 547).

Zudem verzichtet das deutsche Krankenversicherungssystem auf eine Bürgerbeteili-gung, die von Gutmann gefordert wird. So werden Bürger weder einbezogen, um das Maß an Leistungen zu definieren, noch um die Ausgestaltung des Gesundheitssystems mitzubestimmen.

Der Wohnort als diskriminierender Faktor spielt für die Versicherten sowohl in der GKV als auch in der PKV eine Rolle. In Deutschland ist die Mehrzahl der Ärztesitze auf Städte verteilt, sodass strukturschwache und ländliche Regionen einen Ärzteman-gel erleiden. Durch diese Zentralisierung werden Zugangsmöglichkeiten genommen oder insoweit erschwert, dass das Prinzip des egalitären Zugangs verletzt wird.

Ferner findet ihr gefordertes Handelsverbot keine Berücksichtigung, da Güter, die über das Leistungsangebot der GKV hinausgehen, gehandelt werden dürfen. Zwar existie-ren Restriktionen und Marktregulierungen beispielsweise bezüglich der Zulassung von Medikamenten, jedoch gibt es kein Handelsverbot im Sinne von Gutmann.

Nachdem das aktuelle Gesundheitssystem anhand von Gutmanns Kriterien analysiert wurde, wir im Folgenden das Konzept der Bürgerversicherung vorgestellt.

4. Die Bürgerversicherung

Um die Bürgerversicherung anhand Gutmanns Bewertungskriterien prüfen zu können, wird im Folgenden das Konzept dargestellt und im Sinne der SPD, Grünen und Linken differenziert.

4.1. Definition und Zielsetzung

Auf der Suche nach einer genauen Begriffsbestimmung der Bürgerversicherung bietet das Gabler Wirtschaftslexikon folgende Definition an:

> „Vorschlag zur Reform der Finanzierung der gesetzlichen Krankenversicherung. Anders als im gegenwärtigen System sollen in die weiterhin einkommensabhängige Beitragspflicht alle Personen, die ihren gewöhnlichen Aufenthaltsort in der Bundesrepublik Deutschland haben (d.h. auch Arbeitnehmer oberhalb der Versicherungspflichtgrenze, Selbständige, Beamte etc.), und alle Einkommensarten (neben den Einkommen aus unselbständiger Tätigkeit auch Einkünfte aus selbständiger Tätigkeit und alle Kapitaleinkünfte) einbezogen werden. Die Meinungen gehen darüber auseinander, ob der lohnbezogene Anteil des Beitrags weiterhin zur Hälfte vom Arbeitgeber getragen werden soll" (Gabler Wirtschaftslexikon 2018).

Deutlich wird, dass ausnahmslos alle Bürger unter Einbeziehung aller Einkunftsarten Beiträge in die gesetzliche Krankenversicherung leisten sollen, wobei die Versicherungspflichtgrenze aufgehoben würde (vgl. Rosenbrock / Gerlinger 2012: 273). Da sich in der Folge keine Personengruppen dem Solidarausgleich entziehen könnten und alle Bürger im Versicherungsfall den Anspruch auf gleiche Leistungen hätten, würde die Bürgerversicherung zu einer „Stärkung des sozialen Ausgleichs" (ebd.) führen. Es handelt sich dementsprechend um ein solidarisches Sozialversicherungssystem. Eine Konkretisierung, inwieweit beispielsweise bereits bestehende Verträge von Beamten berücksichtigt würden, bieten die verschiedenen Parteien an. Sie sollen im Folgenden dargestellt werden.

4.1.1. Die Bürgerversicherung im Sinne der SPD

Die SPD fordert in ihrem 2017 vorgestellten Regierungsprogramm eine einheitliche Versicherung für alle, die die Einzahlung aller Bürger, auch von Beamten und Selbstständigen, inkludiert und grundsätzlich mit Gutmanns Vorstellung von einem Ein-Klassen-System übereinstimmt.

Zudem will die Partei die medizinische Versorgung „unabhängig von Einkommen und Wohnort" (SPD 2017: 40) bereitstellen. Auch dieser Punkt kann nach dem Prinzip des egalitären Zugangs positiv bewertet werden, da diskriminierende Faktoren wegfallen würden.

Eine weitere Forderung beinhaltet die Abschaffung des Zusatzbeitrages von Versicherten sowie eine paritätische Finanzierung von Arbeitgeber und Arbeitnehmer (vgl. ebd.: 40). Da Gutmann eine steuerbasierte Finanzierung des Systems fordert, stimmt dieser Punkt prinzipiell nicht überein. Es lässt sich aber vermuten, dass sie eine Entlastung der Beiträge von Versicherten gutheißen würde, solange diese verbesserte Zugangsmöglichkeiten bedeuten würde.

Die SPD will zusätzlich eine einheitliche Honorarordnung einführen, sodass privat und gesetzlich Versicherte zukünftig gleichbehandelt würden. Ziel hierbei ist eine Vergütung nach Bedarf und nicht nach Kassenart (vgl. ebd.: 40f). Diese Maßnahme wäre nach Gutmann sehr positiv zu bewerten, da Privatversicherte nicht länger bevorzugt und die Weichen für einen gleichen Zugang für alle gestellt würden.

Die SPD würde GKV-Mitglieder automatisch in die geplante Bürgerversicherung aufnehmen. Der Aufnahmeprozess soll auch Beamte integrieren, wobei ihnen ein beihilfefähiger Tarif geschaffen werden soll. Im Detail sollen die öffentlichen Arbeitgeber zwischen einem Arbeitgeberbeitrag oder einer bis dato vorgesehenen Beihilfe entscheiden können. Die Privatversicherten hätten hingegen die freie Wahl zu wechseln (vgl. ebd.: 40). An dieser Stelle ergibt sich eine deutliche Kluft zwischen den Vorstellungen der SPD und Gutmann. Letztere würde ein duales System ohne Ausnahmen auflösen wollen und keine Personengruppe bevorzugen, indem sie ihnen eine gesonderte Wahlmöglichkeit bereitstellt. Es stellt sich jedoch die Frage, inwieweit diese Forderung rechtlich in Deutschland zulässig und umsetzbar wäre[4].

Weiterhin möchte die SPD geringverdienende Selbstständige unterstützen, indem sie ihre GKV-Beiträge senken würde. Die Bemessung der Beiträge für Selbstständige würde sich am Einkommen orientieren (vgl. ebd.). Ungeachtet der Finanzierungsprob-

---

[4] Zur Vertiefung rechtlicher Aspekte Krusenbaum 2017.

lematik durch Beiträge im Allgemeinen, wäre dieser Punkt nur dann im Sinne Gutmanns gerecht, wenn allen Versicherten die gleichen Konditionen zustehen würden und diese einen gleichen Zugang der Gesundheitsversorgung fördern würden. Die Bevorzugung einzelner Berufsgruppen würde Gutmann jedoch nicht gutheißen.

Zudem geht die SPD auf das Problem des Stadt-Land-Gefälles ein, da sie die Sicherung der medizinischen Versorgung in ländlichen und strukturschwachen Regionen in zwei Maßnahmen begegnen möchte. Zum einen sieht ihr Regierungsprogramm eine „integrierte Bedarfsplanung der gesamten medizinischen Versorgung" (ebd.: 41) vor. Zum anderen will die SPD die Digitalisierung im Gesundheitswesen fördern, sodass die „Telemedizin Versorgungsstrukturen gerade in weniger besiedelten Bereichen entscheidend verbessern" (ebd.: 42) kann. Dieses Vorhaben ist im Sinne Gutmanns als positiv zu bewerten, da der Wohnort nicht länger eine Rolle für die Zugangsmöglichkeiten des Gesundheitssystems bedeuten würde. Zur Optimierung der Versorgungsstrukturen fordert die SPD zusätzlich eine Aufstockung an Hausärzten sowie eine effizientere Einbindung von Apothekern. Beide Schritte sollen insbesondere den „Zugang für alle sicherstellen" (ebd.: 41). Deutlich wird, dass die Forderung nach einer verbesserten Versorgungsstruktur mit dem Prinzip des egalitären Zugangs übereinstimmt.

Weiter fordert die SPD neue Medikamente bezahlbar und zu „fairen Preisen" anzubieten (vgl. ebd.: 42). Dem steht grundsätzlich Gutmanns Forderung nach einem Handelsverbot gegenüber. Dieses Argument vernachlässigend, würde Gutmann jedoch eine Preisbemessung bevorzugen, die es jedem Bürger gleichermaßen ermöglichen würde Medikamente zu erwerben. Die Preise müssten dementsprechend sehr gering ausfallen, um die Zugangschancen der Individuen nicht zu verringern oder zu unterbinden.

4.1.2. Die Bürgerversicherung im Sinne des Bündnis 90 / Die Grünen

Auch die Grünen fordern eine Reform des aktuellen Systems und eine einheitliche Krankenversicherung. Ziel ist eine Bürgerversicherung, in die alle Bürger, auch Selbstständige, Besserverdienende und Beamte einzahlen. Hierbei sollen Selbstständige mit Beitragsrückständen unterstützt werden, indem ihre Schulden erlassen und ihnen somit ein Weg in die Krankenversicherung gesichert wird (vgl. Bündnis 90 / Die

Grünen 2017: 199). Diese Vorstellung stimmt erneut mit der Forderung Gutmanns nach einem Ein-Klassen-System überein. Es ist schwierig zu beurteilen, wie sie den Schuldenerlass bewerten würde. Sie würde jedoch den Einbezug aller Personengruppen, auch den von Selbständigen mit Schulden, in die Krankenversicherung verlangen.

Mit Hinblick auf den Vertrauensschutz wollen die Grünen bereits bestehende Beamtenverhältnisse unangetastet lassen (vgl. ebd.). Dem entgegen steht Gutmanns Forderungen nach der Einbindung sämtlicher Berufsgruppen in ein Ein-Klassen-System. Es ist jedoch erneut anzumerken, dass die Umstrukturierung des deutschen Versicherungssystems an rechtliche Vorgaben gebunden ist.

Die Partei will weiter die bestehende Zwei-Klassen-Medizin abschaffen, sodass Privatversicherte nicht länger eine Bevorzugung genießen. Hierfür sollen die Arzthonorare zwischen privat und gesetzlich Versicherten angeglichen werden (vgl. ebd.: 200). Dieser Schritt gleicht dem der SPD und wäre im Sinne Gutmanns, da er zum einen die Bevorzugung und zum anderen die Diskriminierung bestimmter Personengruppen unterbinden würde.

Im Bereich der Finanzierung wollen die Grünen die Beiträge auch auf Aktiengewinne und Kapitalvermögen ausweiten. Genau wie die SPD fordern die Grünen außerdem die Abschaffung von Zusatzbeiträgen der Versicherten und eine paritätische Finanzierung durch Arbeitgeber und -nehmer. Ziel ist hierbei die Entlastung der Versicherten (vgl. ebd.: 199f). Erneut steht die etablierte Beitragsfinanzierung Gutmanns geforderten Steuerfinanzierung gegenüber. Dieses Argument vernachlässigend, würde sie sich auch hier für Entlastungen einsetzen, wenn sie zu gleichen Zugangsmöglichkeiten der Leistungsempfänger führen würden.

Außerdem soll eine Sicherstellung der stationären Versorgung in allen Regionen erfolgen, sodass auch ländlichen und weniger besiedelten Regionen eine ausreichende Gesundheitsversorgung garantiert wird (vgl. ebd.). Genau wie die SPD verlangen die Grünen, die Versorgungsstrukturen auf alle Gebiete gleichermaßen auszuweiten, sodass allen Bürgern die gleichen Zugangschancen gewährleistet werden. Dieses Vorhaben stimmt erneut mit Gutmanns Prinzip des egalitären Zugangs überein.

4.1.3. Die Bürgerversicherung im Sinne der Links-Partei

Die Linke hat eine "solidarische Gesundheitsversicherung für alle" (Die Linke 2017: 29) zum Ziel, die alle in Deutschland wohnhaften Personen einbeziehen soll. So sollen auch Privatversicherte, Beamte, Abgeordnete und Selbstständige einkommensabhängige Beiträge in das System einzahlen. Wie bei der SPD und den Grünen stimmt die Forderung nach einer Versicherung für alle grundlegend mit Gutmanns Ein-Klassen-System überein. Ferner kann sich die Linke von den anderen beiden Parteien absetzen, da sie als Einzige den Einbezug von Privatversicherten verlangt und somit nicht zulässt, dass sich einzelne Personengruppen dem Solidarcharakter der Einheitsversicherung entziehen können.

Genau wie die SPD und die Grünen fordert die Linke eine paritätische Finanzierung des Versicherungssystems durch Arbeitgeber und -nehmer sowie die Abschaffung von Zusatzbeiträgen. Weiter sollen auch für Kapitaleinkommen und Gewinne der Versicherten Beiträge erstattet werden. Zudem soll die Beitragsbemessungsgrenze abgeschafft werden, sodass durch die zusätzlichen Mittel der allgemeine Beitragssatz auf unter zwölf Prozent gesenkt werden könnte (vgl. ebd.: 30). Erneut stehen sich das steuerfinanzierte Modell Gutmanns und die etablierte Beitragsfinanzierung Deutschlands gegenüber. Dieses Argument vernachlässigend, würde Gutmann jegliche Beitragsbemessung bevorzugen, die gleiche Zugangsmöglichkeiten für alle fördern würde. In dem Sinne würden eine höhere Besteuerung genauso wie eine höhere Beitragsbemessung von Besserverdienenden die Finanzierung von Zugangsmöglichkeiten für Sozialschwache ermöglichen und wären somit im Sinne Gutmanns Prinzip.

Außerdem hat sich die Linke, genau wie SPD und die Grünen, die Abschaffung einer Zwei-Klassen-Medizin zum Ziel gesetzt. Auch hier soll eine einheitliche Vergütung eingeführt werden, um eine Bevorzugung von Privatversicherten zu unterbinden (vgl. ebd.: 32). Diese Maßnahme stimmt erneut mit denen der SPD und Grünen überein und wäre nach Gutmann sehr positiv zu bewerten, da Privatversicherte nicht länger bevorzugt, GKV-Mitglieder nicht mehr diskriminiert und ein gleicher Zugang für alle gefördert würde.

Weiterhin sollen sich die privaten Krankenversicherungen künftig auf Zusatzleistungen beschränken, sodass die private Vollversicherung gänzlich aufgelöst würde (vgl. ebd.). Diesbezüglich würde der private Sektor gegen das von Gutmann geforderte

Handelsverbot verstoßen und wäre somit unzulässig. Die Auflösung der privaten Voll-versicherung hingegen entspricht der oben angedachten Einheitsversicherung und, wie erläutert, Gutmanns Vorstellung.

Zudem möchte die Linke die ambulante Versorgung verbessern sowie Unterversor-gungen, lange Wartezeiten und Anfahrtswege in strukturschwachen Regionen been-den. Hierfür sollen Arztpraxen gleichmäßiger verteilt werden, um eine flächende-ckende Versorgung zu sichern (vgl. ebd.: 31). Diese Überlegungen stimmen mit denen der SPD und Grünen überein und fördern gleiche Zugangsmöglichkeiten für alle un-abhängig ihres Wohnorts, sodass die Maßnahmen Gutmanns Prinzip entsprechen.

4.2. Beurteilung der Parteiprogramme nach Gutmann

Zusammenfassend lassen sich deutliche Gemeinsamkeiten der drei Parteiprogramme erkennen. Die drei darin vorgestellten Bürgerversicherungskonzepte unterscheiden sich nur im Detail. Nach Gutmann können mehrere Aspekte übergreifend positiv be-wertet werden. So fordern alle drei Parteien eine Einheitsversicherung, die der Vor-stellung Gutmanns von einem Ein-Klassen-System entspricht. An dieser Stelle lassen die SPD und Grüne jedoch vorhandene Verträge von Privatversicherten bzw. Beamten weiter bestehen und bevorzugen somit einzelne Personen- und Berufsgruppen. Nur die Linke fordert einen Einbezug sämtlicher Bürger, ungeachtet bestehender Vertragsver-hältnisse, und entspricht folglich am ehesten Gutmanns Vorstellung.

Weiter orientieren sich alle drei vorgestellten Versicherungskonzepte, genau wie Gut-mann, am Bedarfsprinzip, sodass jeder Versicherte, unabhängig individueller Fakto-ren, einen Rechtsanspruch auf Maßnahmen zur Wiederherstellung seines Gesundheits-zustandes hat. Ziel ist es, jedem Versicherten eine gleiche Versorgung und Leistungen im Bedarfsfall zu gewährleisten.

Zudem fordern die SPD, Grüne und die Linke die Abschaffung der Zwei-Klassen-Medizin. Ziel ist die Gleichbehandlung aller Versicherten, unabhängig davon, ob sie gesetzlich oder privat versichert sind. Diese Forderung stimmt erneut mit Gutmanns Prinzip des egalitären Zugangs überein, da die Bevorzugung von Privatversicherten sowie die Diskriminierung von GKV-Mitgliedern unterbunden und ein gleicher Zu-gang für alle gefördert würde.

Allgemein würden sämtliche diskriminierende Faktoren, die Bevorzugung Einzelner und die Exklusion von Individuen durch die Abschaffung der PKV weitestgehend wegfallen, sodass Gutmann dies gutheißen würde.

Übergreifend wollen die SPD, Grüne und Linke die Versorgungsstrukturen in sämtlichen, auch strukturschwachen Regionen optimieren. Diese Maßnahmen würden zu homogenen Zugangsmöglichkeiten führen und somit dem Prinzip des egalitären Zugangs entsprechen.

Den vorangehenden Aspekten stehen jedoch auch Kritikpunkte gegenüber. So halten alle drei Parteien an einer etablierten Beitragsfinanzierung fest. Gutmann hingegen fordert eine Besteuerung der Versicherten. Beiden Modellen ist jedoch gemein, dass Abgaben der Versicherten eingefordert und diese Mittel zur Finanzierung aller eingesetzt werden. In diesem Sinne würden eine höhere Besteuerung genauso wie eine höhere Beitragsbemessung von Besserverdienenden die Finanzierung von Zugangsmöglichkeiten für Sozialschwache ermöglichen und somit das Prinzip des egalitären Zugangs unterstützen.

Zudem findet sich in keinem der drei Parteiprogramme ein Handelsverbot im Sinne Gutmanns wieder. Dementsprechend wird ein parallel existierender privater Sektor und der Handel von Gesundheitsgütern und -dienstleistungen, unabhängig des allgemeinen Leistungskatalogs, geduldet. Gutmann kritisiert hierbei, dass dieser Umstand eine Bevorzugung Besserverdienender und eine Zentralisierung der besten Leistungsanbieter im privaten Sektor zur Folge hätte, sodass ein gleicher Zugang gefährdet wäre. Daher kann auch die Forderung der SPD nach fairen Preisen den Tendenzen nur dann entgegenwirken, wenn die Preise innerhalb des privaten Sektors so gering ausfallen würden, dass sie auch für Sozialschwache bezahlbar wären. Andernfalls würden die Zugangschancen verringert bzw. gänzlich unterbunden werden.

Weiterhin wird die von Gutmann geforderte Bürgerbeteiligung in keinem der Parteiprogramme berücksichtigt. Gutmann verlangt zur Ausgestaltung des Leistungsumfangs die Einbindung von Versicherten, die ihre Interessen in einem demokratischen Prozess vertreten sollen.

Nachdem die einzelnen Bewertungskriterien mit den Parteiprogrammen verglichen wurden, sollen im folgenden Kapitel die Bürgerversicherung und das bestehende deutsche Versicherungssystem gegenübergestellt werden, um zu klären, ob die Bürgerversicherung im Sinne Gutmanns eine gerechte Alternative zum aktuellen System darstellen kann.

5. Gegenüberstellung: Bürgerversicherung vs. deutsches Versicherungssystem

Das erste Bewertungskriterium sieht ein Ein-Klassen-System vor. Hier punktet die Bürgerversicherung, da sie alle Bürger in ein Einheitssystem integrieren und nicht, wie das aktuelle System, zweigliedrig existieren würde.

Innerhalb der Finanzierung halten beide an Beiträgen fest und unterscheiden sich somit von Gutmanns steuerfinanziertem Modell. Hierbei kann sich die Bürgerversicherung jedoch hervorheben, da sie durch die Auflösung der PKV alle Bürger in ein System einzahlen lassen und die zusätzlichen finanziellen Mittel ferner die Zugangsmöglichkeiten der Sozialschwachen verbessern würden.

Die Abschaffung der PKV würde grundlegend Zustimmung von Gutmann erfahren, da die Bevorzugung, Diskriminierung und Selektion einzelner Personengruppen unterbunden und gleiche Zugangsmöglichkeiten geschaffen würden. Dementsprechend würden diskriminierende Faktoren, wie Alter, Beruf und Gesundheitszustand, generell als Aufnahmekriterium wegfallen. All diese Ergebnisse würden dem Prinzip des egalitären Zugangs entsprechen und sind somit als positiv zu bewerten.

Weiter punktet die Bürgerversicherung, da sie in den Parteiprogrammen mit Maßnahmen für die Optimierung der Versorgungsstruktur einhergeht. Dies wäre prinzipiell in beiden Systemen möglich und für gleiche Zugangschancen wünschenswert.

Zusätzlich kann beiden Systemen positiv angerechnet werden, dass der Staat jeweils regulierend agiert und somit die von Gutmann geforderte Rolle einnimmt. Beiden Systemen ist jedoch auch gemein, dass sie keine Bürgerbeteiligung vorsehen und der Leistungsumfang dementsprechend nicht von den Bürgern mitgestaltet werden kann. Daraus resultiert, dass beide ein Handelsverbot vernachlässigen und sich auf Marktregulierungen beschränken.

Zusammenfassend entspricht die Bürgerversicherung in deutlich mehr Punkten der Vorstellung Gutmanns von einem gerechten Versicherungssystem als das derzeit bestehende duale System. Jedoch vernachlässigt auch sie zentrale Forderungen Gutmanns nach einer Bürgerbeteiligung und einem Handelsverbot und ist im Sinne des egalitären Zugangs weiterhin verbesserungsbedürftig.

6. Ausblick

Die vorliegende Arbeit konnte Problemfelder und Herausforderungen des bestehenden deutschen Versicherungssystems herausarbeiten und somit die Reformbedürftigkeit im Gesundheitswesen aufzeigen.

Nach Gutmann wäre die Bürgerversicherung in der Umsetzung von SPD, Grünen und Linke nicht ideal, aber in vielerlei Punkten, insbesondere durch die Abschaffung der PKV, eine gerechte Alternative zum derzeitigen System. Hierbei würden jedoch die von Gutmann geforderte Bürgerbeteiligung und das Handelsverbot weiterhin vernachlässigt werden und es würde Raum für Ungerechtigkeit und ungleiche Zugangsmöglichkeiten fortbestehen.

Inwieweit die Vorstellungen Gutmanns oder die Bürgerversicherung im Sinne der Parteien im Hinblick auf rechtliche Aspekte in Deutschland umgesetzt werden könnten, bleibt offen und ist weiter klärungsbedürftig.

Zudem sind gesundheitspolitische Entscheidungsfragen immer an die Wahlergebnisse und Bundestagszusammensetzung gekoppelt. Aktuell haben die SPD, Grünen und Linken keine Mehrheit, sodass ihre Reformpläne in naher Zukunft nicht umzusetzen sind. Da sich die Idee der Bürgerversicherung jedoch seit Jahren in ihren Parteiprogrammen wiederfinden lassen, kann davon ausgegangen werden, dass die Diskussion um die Umstrukturierung des Systems vor und während der nächsten Bundestagswahl erneut entbrennen wird.

Literaturverzeichnis

BMJV- Bundesministerium der Justiz und für Verbraucherschutz (2018): Sozialgestzbuch (SGB). Fünftes Buch (V). Gesetzliche Krankenversicherung, https://www.gesetze-im-internet.de/sgb_5/__1.html (04.02.2018).

Bündnis 90/ Die Grünen (2017): Zukunft wird aus Mut gemacht. Bundestagswahlprogramm 2017, https://www.gruene.de/fileadmin/user_ upload/Dokumente/Gruener_Bundestagswahlprogrammentwurf_2017.pdf (19.02.2018).

Daniels, Norman (1981): Health-Care Needs and Distributive Justice, in: Philosophy and Public Affairs, 10, S.146-179.

Die Linke (2017): Die Zukunft für die wir kämpfen. Langfassung des Wahlprogramms zur Bundestagswahl 2017, https://www.die-linke.de/ fileadmin/download/wahlen2017/wahlprogramm2017/die_linke_ wahlprogramm_2017.pdf (19.02.2018).

Etgeton, Stefan (2015): Ärztedichte. Neue Bedarfsplanung geht am Bedarf vorbei, in: Bertelsmann Stiftung (Hrsg.): Faktencheck Gesundheit, 3, Gütersloh: Bertelsmann Stiftung.

FAZ- Frankfurter allgemeine Zeitung (2018): Was tun gegen die Zwei-Klassen-Medizin, http://www.faz.net/aktuell/wirtschaft/einheitliche-honorarordnung-fuer-aerzte-fragen-und-antworten-15425484.html (18.02.18).

Gabler Wirtschaftslexikon (2018): Bürgerversicherung, http://wirtschaftslexikon. gabler.de/Archiv/75648/buergerversicherung-v9.html (02.02.2018).

GBE-Bund- Gesundheitsberichterstattung des Bundes (2018): Gesundheitsausgabenrechnung, http://www.gbe-bund.de/oowa921-install/ servlet/oowa/aw92/dboowasys921.xwdevkit/xwd_init?gbe. isgbetol/xs_start_neu/&p_aid=3&p_aid=42837523&nummer=522&p_ sprache=D&p_indsp=-&p_aid=18160732 (18.02.18).

Gerlinger, Thomas/ Burkhardt, Wolfram (2018): Bundeszentrale für politische Bildung (2018): Das Gesundheitswesen in Deutschland. Ein Überblick,

http://www.bpb.de/politik/innenpolitik/gesundheitspolitik/72547/
gesundheitswesen-im-ueberblick (03.02.2018).

Gutmann, Amy (1981): For and against equal access to health care, in: Milbank
Memorial Quaterly, Health and Society, 59, S.542-560.

Handelsblatt (2018): Zwei-Klassen-Medizin. Krankenkassen sehen SPD-Pläne
skeptisch, http://www.handelsblatt.com/politik/deutschland/zwei-klassen-
medizin-krankenkassen-sehen-spd-plaene-skeptisch/20873388.html
(18.02.18).

Krusenbaum, Christin (2017): Das deutsche Krankenversicherungssystem auf dem
Prüfstand. Ist die Bürgerversicherung die ultimative Alternative, in: Knops,
Kai-Oliver / Körner, Marita / Nowrot, Karste (Hrsg.): Rechtswissenschaftliche
Beiträge der Hamburger Sozialökonomie, 13, Hamburg: Universität Hamburg.

Porter, Michael E. / Guth, Clemens (2012): Chancen für das deutsche
Gesundheitssystem. Von Partikularinteressen zu mehr Patientennutzen,
Berlin / Heidelberg: Springer.

Rawls, John (1999) [1971]: A theory of justice, Cambridge: Belknap Press of Harvard
Univ. Press.

Rosenbrock, Rolf / Gerlinger, Thomas (2012): Gesundheitspolitik. Eine systematische
Einführung, 2. Aufl., Bern: Hans Huber.

Rosenbrock, Rolf / Gerlinger, Thomas (2014): Gesundheitspolitik. Eine systematische
Einführung, 3. Aufl., Bern: Hans Huber.

SPD (2017): Zeit für mehr Gerechtigkeit. Unser Regierungsprogramm für
Deutschland, https://www.spd.de/fileadmin/Dokumente/
Regierungsprogramm/SPD_Regierungsprogramm_BTW_2017_A5_RZ_
WEB.pdf (19.02.2018).

Union (2017): Für ein Deutschland, in dem wir gut und gerne leben.
Regierungsprogramm 2017-2021, https://www.cdu.de/system/tdf/media/
dokumente/170703regierungsprogramm2017.pdf?file=1 (03.02.2018).

ZDF (2018): Zwei-Klassen-Medizin. Weil will mit Union nachverhandeln, https://www.zdf.de/nachrichten/heute/zwei- klassen-medizin-weil-will-mit-union-nachverhandeln-100.html (18.02.18).

BEI GRIN MACHT SICH IHR WISSEN BEZAHLT

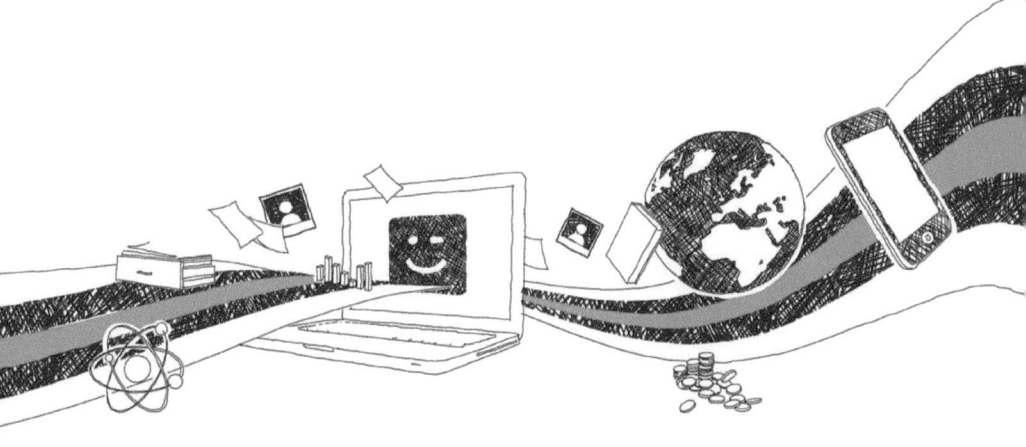

- Wir veröffentlichen Ihre Hausarbeit,
  Bachelor- und Masterarbeit

- Ihr eigenes eBook und Buch -
  weltweit in allen wichtigen Shops

- Verdienen Sie an jedem Verkauf

Jetzt bei www.GRIN.com hochladen
und kostenlos publizieren

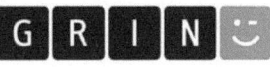